BEI GRIN MACHT SICH IHR WISSEN BEZAHLT

AF139838

- Wir veröffentlichen Ihre Hausarbeit,
  Bachelor- und Masterarbeit

- Ihr eigenes eBook und Buch -
  weltweit in allen wichtigen Shops

- Verdienen Sie an jedem Verkauf

Jetzt bei www.GRIN.com hochladen und kostenlos publizieren

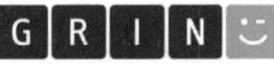

Bibliografische Information der Deutschen Nationalbibliothek:

Die Deutsche Bibliothek verzeichnet diese Publikation in der Deutschen National-
bibliografie; detaillierte bibliografische Daten sind im Internet über http://dnb.d-
nb.de/ abrufbar.

Impressum:

Copyright © 2018 GRIN Verlag
Druck und Bindung: Books on Demand GmbH, Norderstedt Germany
ISBN: 9783668630215

Dieses Buch bei GRIN:

https://www.grin.com/document/392660

Kevin Naths

Wesentliche Auswirkungen der Niedrigzinspolitik auf die privaten Krankenversicherungen

GRIN Verlag

GRIN - Your knowledge has value

Der GRIN Verlag publiziert seit 1998 wissenschaftliche Arbeiten von Studenten, Hochschullehrern und anderen Akademikern als eBook und gedrucktes Buch. Die Verlagswebsite www.grin.com ist die ideale Plattform zur Veröffentlichung von Hausarbeiten, Abschlussarbeiten, wissenschaftlichen Aufsätzen, Dissertationen und Fachbüchern.

Besuchen Sie uns im Internet:

http://www.grin.com/

http://www.facebook.com/grincom

http://www.twitter.com/grin_com

Wesentliche Auswirkungen der Niedrigzinspolitik auf die privaten Krankenversicherungen

Hausarbeit
im Rahmen des Fernstudiengangs „Betriebswirtschaftslehre"
mit dem Abschluss „Bachelor of Arts"
an der PFH - Privaten Hochschule Göttingen

vorgelegt am: 12.01.2018
von: Kevin Naths

Inhaltsverzeichnis

III

Abbildungsverzeichnis

Abkürzungsverzeichnis

Abb.	Abbildung
AUZ	Aktuarieller Unternehmenszins
BaFin	Bundesanstalt für Finanzdienstleistungsaufsicht
CDU	Christlich Demokratische Union Deutschlands
CSU	Christlich-Soziale Union in Bayern
EU	Europäische Union
FDP	Freie Demokratische Partei
GDV	Gesamtverband der Deutschen Versicherungswirtschaft
GG	Grundgesetz
ggf.	gegebenenfalls
GKV	Gesetzliche Krankenversicherung
PKV	Private Krankenversicherung
S.	Seite
VAG	Versicherungsaufsichtsgesetz
z. B.	zum Beispiel

1 Einleitung

Die Krankheitsvollversicherung ist die Hauptversicherungsparte der privaten Krankenversicherung (PKV). Ihr Anteil an den gesamten Beitragseinnahmen in Höhe von 36.822,4 Mio. Euro beträgt 70,19 Prozent. Ende 2015 hatten 10,82 Prozent der Bevölkerung in Deutschland eine private Vollversicherung.[1] In Deutschland besteht ein starker Systemwettbewerb zwischen der gesetzlichen und der privaten Krankenversicherung, wodurch gerade in den letzten Jahren immer wieder die Frage des Nebeneinanders beider Systeme von Gesundheitsexperten und Politikern gestellt wurde.[2]

Probleme im Gesundheitswesen werden bereits seit Jahrzehnten in der Öffentlichkeit kontrovers diskutiert. Einvernehmen besteht darüber, dass angesichts des kostentreibenden medizinisch-technischen Fortschritts und der Überalterung der Bevölkerung auch für die Zukunft im Gesundheitswesen erhebliche Kostensteigerungen zu erwarten sind.[3]

Spätestens seit Beginn der ersten Finanzmarktkrise im Jahr 2001 haben die privaten Krankenversicherer neben den medizinisch-technischen Fortschritt und der Überalterung der Bevölkerung ein weiteres Problem, nämlich die immer noch bis heute anhaltende Niedrigzinsphase.[4] Da der Privatversicherte einen lebenslangen Anspruch auf die vertraglichen Leistungen und die Teilhabe am medizinischen Fortschritt hat, müssen für jeden in der PKV versicherten Person, Alterungsrückstellungen gebildet werden, um damit höhere Beiträge im Alter abzufedern. Um dieses zu gewährleisten, legen die privaten Krankenversicherer einen Teil der Beiträge auf dem Kapitalmarkt an.[5]

Aufgrund des begrenzten Umfangs dieser Hausarbeit werden nicht alle Ursachen und Auswirkungen der Niedrigzinspolitik auf PKV-Unternehmen thematisiert. Das primäre Ziel dieser Arbeit ist es, die Auswirkungen der Niedrigzinsphase auf die Beitragsentwicklung der privaten Krankenversicherungen zu fokussieren. Hier wird aufgezeigt, in welchem Zusammenhang die Niedrigzinsphase mit der Beitragsentwicklung steht. Auch der damit zusammenhängende politische Einfluss soll Gegenstand dieser Hausarbeit sein. Des Weiteren sollen die Auswirkungen auf die Kapitalanlagen unter der Richtlinie von Solvency II Berücksichtigung finden und Änderung der Kapitalanlagestrategie beschrieben werden.

---

[1] PVK (Zahlenbericht), S. 3, Zugriff am 10.01.2018
[2] Vgl. Jacobs, K., Schulze, S., (Systemwettbewerb), Zugriff am 03.01.2018
[3] Vgl. Sehlen, S., (Gesundheitsmanagement 2002), S. 1
[4] Vgl. aktuar.de (Höchstrechnungszins), S. 3, Zugriff am 15.12.2017
[5] Vgl. PKV, (Leistungen), Zugriff am 20.12.2017

Zu Beginn dieser Arbeit wird sich mit der Ursache und Entwicklung des Zinsniveaus der Europäischen Zentralbank beschäftigt. Als weiterer Punkt wird die Beitragsberechnung und Finanzierung der PKV mit der GKV verglichen. Diese dient zur Klarstellung der unterschiedlichen Systeme. In diesem Zusammenhang werden Begrifflichkeiten wie z. B. das Äquivalenzprinzip und das Umlageverfahren erklärt.

Im abschließenden Teil der Arbeit kommt es zu einem Fazit und einem Ausblick hinsichtlich zukünftiger Entwicklungen.

2. Wesentliche Aspekte des aktuellen Zinsniveaus

2.1 Ursache des aktuellen Zinsniveaus

Unter dem Begriff Zins ist allgemein das Entgelt für die Inanspruchnahme von Liquidität oder Geldkapital für einen bestimmten Zeitraum zu verstehen.[6]

Die Versicherungsbranche erlitt in den Jahren 2001 - 2003 die bis dahin schwerste Krise. Ausgelöst von außergewöhnlichen Ereignissen, wie den 11. September 2001 und der Flutkatastrophe 2002, kam es zu hohen Verlusten am Kapitalmarkt, insbesondere am Aktienmarkt. Das Versicherungsunternehmen Mannheimer Lebensversicherung AG war nicht mehr in der Lage, die Verbindlichkeiten aus eigener Kraft zu decken. Die Kapitalmarktrisiken wurden durch das Unternehmen falsch gemessen und gesteuert. [7]

Die zweite Finanzmarktkrise ereignete sich im Sommer 2007. Diese wurde auch als Subprime-Krise[8] bezeichnet. Die USA befanden sich bis zum Jahr 2006 in einer Niedrigzinsphase. Dieses war der lockeren Geldpolitik der Federal Reserve Bank zu verdanken. Während dieser Phase entstand ein überproportionaler Anstieg des Preises im Häusermarkt. Des Weiteren konnten durch ein neues Bankenmodell die Kredite von Kreditnehmern an Dritte weiterverkauft werden, indem mehrere Kredite zu einem Portfolio zusammengestellt wurden. Somit wurden die durch die Subprime-Kredite hohen Kreditrisiken an Versicherungen Banken oder Investmentfonds weiterverkauft. Durch den Verkauf der Risiken war es den Banken möglich, immer riskantere Kredite zu verkaufen. Die Rückzahlung der Immobilienkredite wurde durch den Verkauf der Risiken nur wenig. Überwacht. Dieses ging so lange gut, wie die Immobilienpreise in den USA stiegen. Als im ersten Quartal 2006 die Immobilienpreise in den

---

[6] Vgl. Gerdesmeier, D., (Geldtheorie 2010), S. 55

[7] Vgl. Wenninger, C., (Marktrisiken 2004), S. 1ff

[8] Unter dem Begriff „Subprime-Krise" sind US Hypothekenkredite mir geringer Bonität gemeint, wodurch es im Frühjahr 2007 zu vielen Zahlungsausfällen kam.

USA sanken und die Kreditausfälle aufgrund steigender variablen Zinsen stiegen, kam es zur globalen Finanzmarktkrise.[9]

2.2 Entwicklung des Zinsniveaus

Als Reaktion auf die Finanzmarktkrisen hatte die Europäische Zentralbank die Leitzinsen, welche als Steuerung der nationalen Geldpolitik gelten, immer weiter gesenkt.[10] Der niedrige Leitzins erleichtert den Banken auf der einen Seite die Beschaffung von Geld bei Zentralbanken. Günstige Kredite können somit an Privatpersonen oder Institutionen weitergegeben werden. Auf der anderen Seite werden Habenzinsen bei Geldanlagen gesenkt.[11]

Die nachfolgende Grafik zeigt die Entwicklung des EZB-Zinssatzes für das Hauptrefinanzierungsgeschäft zwischen den Jahren 2000 und 2016. Anhand dieser Grafik sind die Auswirkungen der o. g. Finanzmarktkrisen auf den EZB-Leitzins bis zum heutigen Tag eindeutig zu entnehmen.

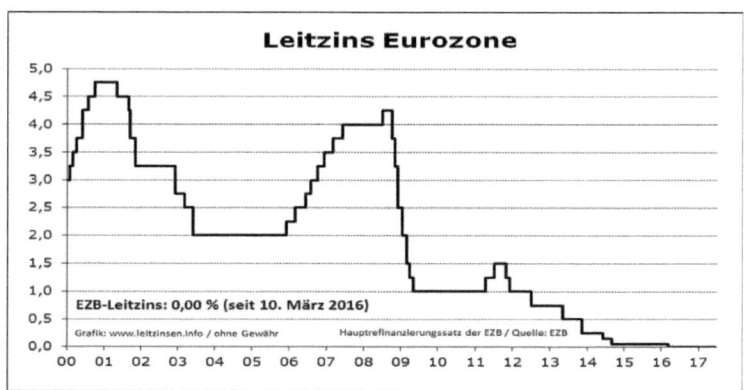

Abbildung 1:Leitzinsen Eurozone[12]

Durch den Rückgang des Zinsniveaus und der Verluste am Aktienmarkt ging insgesamt die Nettoverzinsung auf Kapitalanlagen bei den PKV-Unternehmen zurück. Betrug die Nettoverzinsung im Jahr 2000 noch annähernd 7,21 % fiel diese in den folgenden 2 Jahren auf 4,53 %, welches eine Reduzierung der Nettoverzinsung von knapp 37 % ausmachte.

---

[9] Vgl. Hartmann-Wendels, T., (Bankbetriebslehre), S. 74f.

[10] Vgl. Ruckriegel, K., (Notenbanken), Zugriff am 20.12.2017

[11] Vgl. o. V. FAZ (Leitzins), Zugriff am 20.12.2017

[12] Quelle: leitzinsen.info

Nachdem die durchschnittliche Nettoverzinsung im Jahr 2005 auf 5,11 % anstieg, kam es im Zuge der zweiten Finanzmarktkrise erneut zu einer Reduzierung der Nettoverzinsung auf

3,53 % im Jahr 2008. Hier betrug der Rückgang 31 %.[13]

Somit ist ein Zusammenhang zwischen den Finanzmarktkrisen und der durchschnittlichen Reduzierung der Nettoverzinsung auf Kapitalanlagen bei PKV-Unternehmen erkennbar.

3 Auswirkungen auf die Beiträge der privaten Krankenversicherung

3.1 Beitragsberechnung der Privaten und gesetzlichen Krankenversicherung

Die Berechnung der Beiträge in der PKV erfolgt nach dem Äquivalenzprinzip. Damit ein Beitrag risikogerecht kalkuliert werden kann, müssen folgende Informationen vorliegen:

- Versicherungsumfang
- Eintrittsalter der zu versichernden Person
- Vorerkrankungen

Eine Besonderheit in der PKV stellt das Anwartschaftsdeckungsverfahren dar, welches aussagt, dass in jungen Jahren Rückstellungen für die im Alter steigenden Versicherungsleistungen gebildet werden.[14] Einen Überblick zum besseren Verständnis der Beitragskalkulation soll die nachfolgende Darstellung geben:

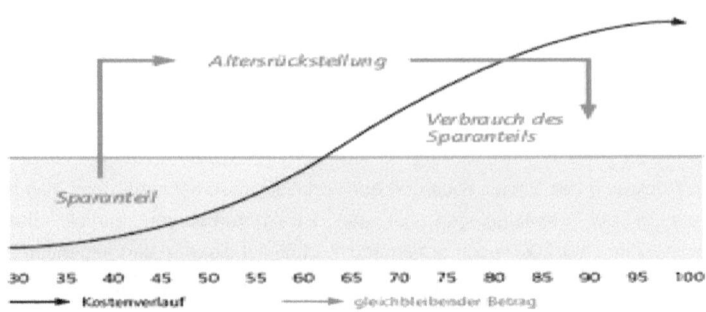

Abbildung 2:Beitragskalkulation in der PKV[15]

---

[13] Vgl. Deutsche Aktuarvereinigung, (Leitzinsentwicklung), S. 2f., Zugriff am 20.12.2017
[14] Vgl. PKV-Info, (Beitragskalkulation 2017), S. 5 f.
[15] Quelle: Universa/Kundenservice

Der Beitrag ist so kalkuliert, dass in jungen Jahren ein Beitrag gezahlt wird, der über den zu erwartenden Leistungsausgaben liegt. Dieser Überschuss, auch Sparanteil genannt, wird verzinslich am Kapitalmarkt für di Alterungsrückstellungen angelegt. Zur Stabilisierung des Beitrags werden die Alterungsrückstellungen ab einem gewissen Alter sukzessiv aufgelöst, damit ein über die Jahre konstanter Versicherungsbeitrag angeboten werden kann.[16]

Es handelt sich beim Äquivalenzprinzip um eine rein statistische Betrachtung. Es wird über die Versicherungsdauer ein gleichbleibender Beitrag ermittelt. Somit ist eine Beitragserhöhung einer versicherten Person über die Versicherungsdauer wegen des Älterwerden ausgeschlossen, sofern eine Alterungsrückstellung gebildet wird, welches die meisten PKV durchführen.[17] Dieses System wird als System der Generationsgerechtigkeit bezeichnet, da jede Generation für sich selbst vorsorgt, ohne das Steuersubventionen in Anspruch genommen werden müssen.[18]

Die Alterungsrückstellungen sind ein Grundbaustein in der PKV zur Beitragskalkulation.[19] Diese sollen die langfristige Finanzierung der Verträge sichern. Der Höchstrechnungszins mit dem die Alterungsrückstellungen am Kapitalmarkt angelegt werden musste, betrug 3,5 %. Dieser Zinssatz galt über mehr als 50 als sicher und wurde in der Regel übertroffen.[20] Eine Anhebung des Zinssatzes, hätte zu einer Absenkung der Beiträge geführt, während eine Absenkung des Höchstrechnungszinssatzes zu einer Beitragserhöhung führt.[21]

Mit Beginn der bereits beschriebenen Finanzmarktkrise war für einige PKV der Höchstrechnungszins von 3,5 % nicht mehr zu erreichen. In Zusammenarbeit zwischen der Bundesanstalt für Finanzdienstleistungsaufsicht (BaFin), und der PKV wurde das Verfahren „akturieller Unternehmenszins" (AUZ) entwickelt. Dieses Verfahren wurde von der Deutschen Aktuarvereinigung als Richtlinie beschlossen.[22] Bei dem Verfahren handelt es sich um ein Prognoseverfahren. Es wird unter Berücksichtigung zukunftsorientierter Parameter für jedes PKV-Unternehmen geprüft, welcher Mindestzins anhand der angelegten Kapitalanlagen mindestens erreicht wird. Hierbei wird auf statistische Methoden zurückgegriffen, um die Mindestverzinsung mit hoher Wahrscheinlichkeit vorauszusagen. Das AUZ-Verfahren hat keine Aussagefähigkeit über den tatsächlichen Kapitalerfolg, der durchaus höher ausfallen kann.[23]

---

[16] Vgl. Nguyen T., Romeike, F., (Alterungsrückstellungen), S. 260

[17] Becker, T., (Mathematik der PKV), S. 216

[18] Vgl. PKV (Alterungsrückstellung), Zugriff: 14.12.2017

[19] Vgl. Becker, T., (Mathematik der PKV), S. 216

[20] Vgl. derprivatpatient, (Höchstrechnungszins), Zugriff: 15.12.2017

[21] Vgl. aktuar.de (Höchstrechnungszins), S. 2, Zugriff: 15.12.2017

[22] Vgl. Bach, P., Moser H., (Kommentar der PKV), S. 841f.

[23] Vgl. Wagner, F. (Versicherungslexikon), S. 17f.

Die immer noch anhaltende Finanzkrise und die immer noch aktuelle Niedrigzinsphase stellt für die PKV-Unternehmen eine große Herausforderung dar. Die am Kapitalmarkt erwirtschafteten Zinsen sinken weiterhin.[24]

Im Gegensatz zur privaten Krankenversicherung, welche eine Prämie nach dem Äquivalenzprinzip berechnet, erfolgt die Finanzierung der gesetzlichen Krankenkassen nach dem Solidaritätsprinzip. Dieses bedeutet, dass sich der Beitrag nach der finanziellen Leistungsfähigkeit der jeweiligen Person richtet. Gutverdienende zahlen einen höheren Beitrag als Geringverdienende. Die Beiträge werden bei einem Arbeitnehmer durch das Mitglied und den Arbeitgeber jeweils zur Hälfte, mit Ausnahme des Zusatzbeitrags[25] getragen. Insgesamt sind die Beiträge so bemessen, dass die Einnahmen ausreichen, um die Ausgaben abzudecken. Dieses Verfahren wird Umlageverfahren genannt. [26]

Somit ist eine gesetzliche Krankenkasse von der Niedrigzinspolitik nicht so betroffen, wie eine private Krankenversicherung, die auf den Kapitalmarkt angewiesen ist, damit der Sparbeitrag in jungen Alter verzinst angelegt werden kann.

3.2 Beitragsentwicklung

Einmal jährlich werden sämtliche Tarife des Versicherers bezüglich einer ggf. erforderlichen Beitragsanpassung überprüft.[27] Die gesetzlichen Vorschriften legen fest, dass eine Beitragserhöhung erst dann erfolgen kann, wenn die Versicherungsleistungen um mindestens 10% höher liegen, als kalkuliert wurde. Ein Grund für die Beitragserhöhungen ist der medizinische Fortschritt, der in Deutschland stetig steigt. Erkrankungen die in der Vergangenheit häufig tödlich endeten, können heute durch modernste Medizin geheilt werden, so dass die Überlebenschancen stetig steigen, welches aber zu erhöhten Gesundhietskosten führt.[28]

Ein anderer Grund ist die Niedrigzinspolitik. Die Versicherer sind dazu verpflichtet, die im Gegensatz zur Vergangenheit niedrigeren Erträge aus Kapitalanlagen, in die Beiträge zu kalkulieren, damit die Gesundheitsleistungen im Alter abgesichert sind.[29] Hier ist der bereits genannte Rechnungszins von Entscheidender Bedeutung. Desto niedriger der

[24] Vgl. Graf von der Schulenburg, J., Lohse, U (Versicherungsökonomik 2014) S. 55
[25] Der Zusatzbeitrag, ist der Beitrag, welcher dazu dient, dass die Krankenkassen kostendeckend arbeiten können. Dieser Beitrag ist nur vom Arbeitnehmer zu tragen.
[26] Vgl. Nguyen, T., Romeike F., (Versicherungswirtschaft 2012), S. 323
[27] Vgl. Wilmes, J., (Kommentar der PKV 2015), S. 697
[28] Vgl. PKV, (Beitragserhöhung), Zugriff am 19.12.2017
[29] Vgl. PKV, (Niedrigzinsen) Zugriff am 19.12.2017

Rechnungszins, desto höher ist die Prämie bei einem Anbieter in der PKV.[30] Daher sollte es für Privatversicherte und diejenigen, die es werden wollen, von besonderer Bedeutung sein, mit welchen Rechnungszins das jeweilige PKV-Unternehmen rechnet. Denn nur so kann in Erfahrung gebrachten werden, wieviel Geld zur Dämpfung des Beitragsanstieges zur Verfügung steht.[31]

Der Beitragsanstieg liegt im Branchendurchschnitt für das Kalenderjahr 2017 bei ca. 8 %. Davon haben die Entwicklung des medizinischen Fortschritts und der damit zusammenhängenden Schadenaufwendungen einen Anteil von 63% und die Rechnungszinsabsenkung einen Anteil von 37%.[32]

Die nachfolgende Abbildung soll verdeutlichen, mit welchen Parametern der Beitragsanstieg für das Kalenderjahr 2017 zu tun hat.

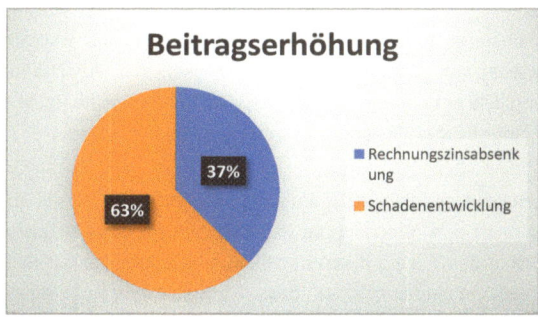

Abbildung 3: Beitragserhöhung [33]

Der Rechnungszins kann von Unternehmen zu Unternehmen unterschiedlich sein und hängt mit der Finanzkraft eines Unternehmens zusammen. Ein Rechnungszinsunterschied von 0,1 bedeutet einen Mehrbeitrag von 0,8% für einen identischen Versicherungsschutz.[34]

Somit würde bei einem Rechnungszins von 3,5 % bei Unternehmen A ein Betrag von 500,00 € monatlich, während bei einem Rechnungszins von 2,5% bei Unternehmen B ein Betrag von 540,00 € monatlich bei identischen Versicherungsschutz unabhängig von anderen Unternehmenskennzahlen für das Mitglied in Rechnung gestellt werden.[35]

---

[30] Vgl. Wissen, PKV (Rechnungszins), Zugriff am 20.12.2017

[31] Vgl. Schmitt, T., (Zinsfalle), Zugriff am 20.12.2017

[32] Vgl. BaFin, (Lage der Versicherer), Zugriff am 16.12.2017

[33] Quelle: Eigene Darstellung in Anlehnung an die BaFin, (Lage der Versicherer), Zugriff am 16.12.2017

[34] Vgl. Schmitt, T., (Zinsfalle), Zugriff am 20.12.2017

[35] Quelle: selbst erstelltes Beispiel in Anlehnung an den Artikel von Schmitt, T. (Zinsfalle)

Welcher aktuarieller Unternehmenszins (AUZ) von welchem Unternehmen als Grundlage angesetzt wird, gilt als streng vertraulich und unterliegt der Verschwiegenheitspflicht nach § 309 des Versicherungsaufsichtsgesetzes (VAG). Dieses hat den Hintergrund, dass die Wettbewerbssituation einzelner Unternehmen nicht beeinträchtigt wird.[36]

Zusammenfassend bleibt festzuhalten, dass die PKV und deren Mitgliedern von den Auswirkungen der langanhaltenden Niedrigzinsphase betroffen sind . Aufgrund der niedrigen Zinsen erhalten die Unternehmen der PKV geringere Erträge auf Kapitalanlagen. Dieses veranlasst viele Unternehmen den AUZ zu verringern, wodurch die Beiträge erhöht werden müssen.

3.3 Politischer Einfluss

Gegner der PKV kritisieren immer wieder die Intransparenz der Beitragserhöhungen. So fordern schon bereits seit Jahren führende Politiker die Abschaffung der Privaten Krankenversicherung. Die anhaltende Niedrigzinspolitik bekräftigt die Politiker in ihrer Haltung. Forderungen nach einer Bürgerversicherung werden somit immer lauter.[37]

Im Wahlkampf zur Bundestagswahl 2017 stellt die Forderung zur Bürgerversicherung[38] keine primäre Rolle. Erst nach den gescheiterten Koalitionsverhandlungen zwischen CDU, CSU, Grüne und FDP gelangt das Thema durch den Gesundheitsminister der SPD Karl Lauterbach an Brisanz. Die Argumente sind zum einen, dass die gesetzliche Krankenkasse Gutverdienen brauche, um langfristig die Ausgaben zu decken und zum anderen, dass das System der privaten Krankenversicherung aufgrund der Niedrigzinsphase nicht funktioniere und zu steigenden Beiträgen führe, die auf lange Sicht nicht bezahlbar sind. Des Weiteren empfinden viele die oft zitierte „Zwei Klassen" Medizin als ungerecht.[39]

Zurzeit werden in Berlin Koalitionsverhandlungen bezüglich der Gesundheitspolitik der nächsten 4 Jahre durchgeführt. Während die SPD dem Privatversicherten einen Wechsel von der PKV in eine Bürgerversicherung ermöglichen möchte und immer wieder das Wort Bürgerversicherung betont, spricht sich die CDU und CSU für die Fortführung der PKV aus, da der Wettbewerb zwischen den beiden Systemen den medizinischen Fortschritt befördere.[40]

---

[36] Vgl. Deutscher Bundestag, (Anfrage der Fraktion DIE LINKE) S. 11
[37] Vgl. Szent-Ivanyi, T.,(Zinsfalle), Zugriff am 17.12.2017
[38] Bedeutet, dass jede Person versicherungspflichtig wird und in der gesetzlichen Krankenkasse/Bürgerversicherung versichert wird.
[39] Vgl. Von Timont, S. (Bürgerversicherung/Frankfurter Rundschau), Zugriff am 02.01.2018
[40] Vgl. Schuler, K., Steffen. T., Albrecht F., (Koalitionsverhandlungen), Zugriff am 11.01.2018

Sollte eine Bürgerversicherung in den Koalitionsverhandlungen beschlossen werden, wäre dieses das Aus für die PKV. Eine einfache Systemänderung hin zur Bürgerversicherung ist jedoch nicht möglich. Es gibt diesbezüglich neben ökonomischen Risiken auch verfassungsrechtliche Bedenken. Somit soll das Grundgesetz vom Nebeneinander der PKV und gesetzlicher Krankenkasse ausgehen. Dies ergibt sich zum einen aus Art. 74 Abs. 1 Nr. 11 Grundgesetz (GG) der das „privatrechtliche Versicherungswesen" und zum anderen aus Art. 74 Abs. 1 Nr. 12 GG, der die „Sozialversicherung" ebenso voraussetzt wie gewährleistet.[41]

Sollte eine große Koalition zustande kommen und die Bürgerversicherung in den Koalitionsverhandlungen beschlossen werden, sind die Chancen für diese Umsetzung nicht hoch einzuschätzen, da hier der Bundesrat zustimmen müsste. Hier sind Vorbehalte seitens der CDU geführten Länder zu erwarten. Auch die FDP, die in drei Länderregierungen vertreten ist, würde dieses Projekt ablehnen.[42]

4 Auswirkungen auf die Kapitalanlagen

4.1 Kapitalanforderungen unter Solvency II

Zum 01.01.2016 ist das neue europäische Aufsichtsregime Solvency II für alle Versicherungsunternehmen in Kraft getreten. Mit Richtlinie über Solvency II, welche in 3 Säulen aufgeteilt ist, tritt ein europaweit einheitliches Regelwerk in Kraft, welches Risiken frühzeitig erkennbar machen soll und von den Versicherungsunternehmen eine ausreichende Vorsorge verlangt. Hintergrund der Einführung von Solvency II waren existenzgefährdende Krisen Anfang des Jahrtausends für die Versicherungsbranche innerhalb der Europäischen Union (EU). Aufgrund dieser Gefahren, drängte die EU auf eine umfassende Neugestaltung der Versicherungsaufsicht innerhalb der Mitgliedsstaaten. Ziel der Solvency II Richtlinie ist es, dass Versicherer über genügend Eigenkapital verfügen, um Negativereignisse, die statistisch gesehen alle 200 Jahre einmal eintreten, wie z. B. Finanzkrisen oder Naturkatastrophen zu überleben. Es geht somit im Kern um eine risikobasierte Eigenmittelausstattung. [43]

Einen Überblick über die Säulen von Solvency II soll die nachfolgende Darstellung geben.

---

[41] Vgl. Deutscher Bundestag, (Bürgerversicherung), Zugriff am 10.01.2018
[42] Vgl. Focus Money, (Ende der PKV), Zugriff am 10.01.2018,
[43] Vgl. (Kapitalanforderung), Zugriff am 10.01.2018

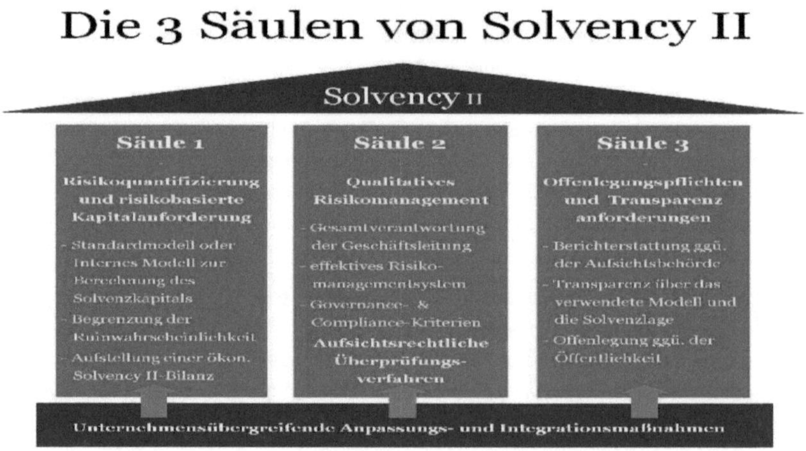

Die 3 Säulen von Solvency II

Abbildung 4: Die 3 Säulen von Solvency II[44]

Die Säule 1 beschreibt, wie die Versicherungsunternehmen ihre Kapitalanlagen zu bewerten haben und welche Risiken berücksichtigt werden müssen. Außerdem werden Kapitalanforderungen bezüglich der Eigenmittelanforderungen an die Versicherungsunternehmen gestellt. Hier wird zwischen Mindestkapital und Solvenzkapital unterschieden. Das Mindestkapital stellt die Untergrenze da. Sollte ein Versicherer unter diese Grenze fallen, gilt dieser als Existenzgefährden und ihm kann die Zulassung entzogen werden. Bei den Solvabilitätsanforderungen sollen möglichst hohe Verluste mit genügend Eigenmitteln ausgeglichen werden.[45] Eine Bedeckungsquote (Solvabilitätsquote) größer als 100 % ist ausreichend.[46]

In der zweiten Säule werden Grundsätze, Methoden und Regeln der Aufsicht geklärt. Die 3 Säule beschäftigt sich mit dem Meldewesen der Versicherer gegenüber der Aufsichtsbehörde.[47]

Bezüglich der ersten Säule haben unterschiedliche Versicherungssparten auch unterschiedliche Bewertungskriterien. Bei der PKV hat sich die sogenannte inflationsneutrale Bewertung etabliert. Die Idee hinter diesem Modell ist, dass Zahlungsströme aufgrund von Kosteninflation durch Beitragsanpassungen aufgefangen werden können. Dieses trägt den speziellen Charakter dieser Versicherungsart Rechnung. Anders als z. B. in der Lebensversicherung, können in der Krankenversicherung einmal jährlich Beitragsanpassungen durchgeführt werden. Es ist also möglich, auf veränderte Rechnungsgrundlagen zu reagieren. Unter den Rechnungsgrundlagen fallen neben den Parametern für Sterblichkeit, Storno, Krankheitskosten auch der Rechnungszins. Beim

---

[44] Quelle: Versicherungsforen.at
[45] Vgl. BaFin (die 3 Säulen), Solvency II, Zugriff am 10.01.2018
[46] GDV/Die Deutschen Versicherer, (Solvenzkapital) Solvenzkapital im Fokus, Zugriff am 10.01.2018
[47] Vgl. BaFin (die 3 Säulen), Solvency II, Zugriff am 10.01.2018

Absinken des Rechnungszinses und Gefährdung der Solvabilitätsanforderungen können somit Beitragsanpassungen durchgeführt werden, um eine Bedeckungsquote von über 100% zu gewährleisten.[48]

Die Solvabilität lag bei den PKV-Unternehmen durchschnittlich bei 474,9 %. Kein Versicherer hatte eine Solvabilitätsquote unter 100%.[49]

Somit ist festzustellen, dass die Kapitalanforderungen aufgrund des bestehenden Niedrigzinsumfeld nicht gefährdet sind. In den nachfolgenden Kapiteln soll verdeutlicht werden, wie die Unternehmen versuchen Ihre Kapitalanlagestrategie aufgrund Solvency II und des Niedrigzinsumfeld zu ändern.

4.2 Kapitalanlagestrategie

Sämtliche Versicherungsunternehmen müssen ihre erwirtschafteten Vermögenswerte nach dem Grundsatz der Vorsicht anlegen. Risiken müssen hinreichend analysiert worden sein. Die Mittel sind so anzulegen, dass Liquidität, Qualität, Sicherheit und Rentabilität sichergestellt sind.[50]

Den Schwerpunkt der Kapitalanlagen für PKV-Unternehmen machen festverzinsliche Wertpapiere wie Schuldverschreibungen, Namensschuldverschreibungen oder auch Pfandbriefe mit ca. 74% aus. Danach folgen die Investmentfonds mit ca. 26%.[51]

Gerade in der Krankenversicherung hat das sogenannte Kapitalanlagerisiko eine hohe Bedeutung. Anders als bei Banken, sind die Kapitalanlagen nicht Selbstzweck, sondern dienen den versicherungstechnischen Verpflichtungen. Somit liegt eine hohes Augenmerkmal auf die Marktrisiken, welches die Änderungen in den Zinssätzen oder Aktienkursen beinhaltet.[52]

Im Jahr 2016 führte die BaFin bei den Versicherern aufgrund der Niedrigzinspolitik und der eingeführten Solvency II Richtlinien eine Abfrage zum Anlageverhalten durch. Ziel war es das Search for Yield[53] Verhalten zu dokumentieren. Die BaFin kam zum Ergebnis, dass es zwischen den großen und kleinen Versicherern Unterschiede beim Kapitalanlageverhalten

---

[48] Solvency II Kompakt, (Bewertung in der PKV), Zugriff am 10.01.2018
[49] PKV-Wiki, (Solvabilität), Zugriff am 10.01.2018
[50] Vgl. Wagner, F. (Versicherungslexikon) S. 479
[51] Vgl. BaFin, (Lage der Versicherer), Zugriff am 16.12.2017
[52] Nguyen, T., (Versicherungswirtschaftslehre 2013), S. 526
[53] Unter dem Begriff „Search for Yield" ist eine riskantere Kapitalanlagestrategie gemeint, wodurch die Rendite gesteigert werden soll.

gab. So setzten die größeren Versicherer auf alternative Kapitalanlagen wie z. B. Infrastrukturanlagen, Rohstoffanlagen oder auch Kapitalanlagen in Private Equity[54]. Kleinere Versicherer versuchen eine höhere Rendite mit einer Verlängerung der Laufzeit z. B bei festverzinslichen Wertpapieren zu erlangen. Außerdem setzen Sie verstärkt auf eine Erhöhung des Fondbestands. Weiterhin ist anzumerken, dass Risikoanlagen mit niedriger Kreditqualität keine Bedeutung für Versicherungsunternehmen haben.[55]

Die nachfolgende Abbildung zeigt die Durchschnittsverzinsung der PKV-Unternehmen im Vergleich zum EZB-Leitzins.

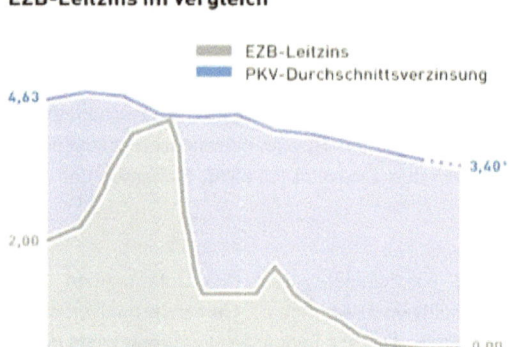

Abbildung 5: Durchschnittsverzinsung der PKV und des EZB-Leitzins im Vergleich [56]

Die durchschnittliche Nettoverzinsung auf Kapitalanlagen betrug für das Kalenderjahr 2016 3,7 %. Für das Kalenderjahr 2017 wird erstmals mit einem Zinssatz unter 3,5 % gerechnet. [57] Die Nettorenditen der Kapitalanlagen unterscheiden sich von Versicherer zu Versicherer enorm. So beträgt voraussichtlich die höchste Nettorendite für das Kalenderjahr 2017 4,61 %, während die niedrigste Nettorendite bei 2,68 % liegt. Die Differenz liegt somit bei 1,93 %.[58]

Die im Vergleich zum EZB-Leitzins hohe Durchschnittsverzinsung der PKV-Unternehmen ist im Weitesten dem Kauf langlaufender Anleihen aus früheren Jahren zu verdanken, als es noch

---

[54] Der Begriff Private Equity bedeutet, dass Beteiligungskapital nicht an geregelten Märkten handelbar ist.
[55] Vgl. Göddecke, M., (Suche nach Rendite), Zugriff am 23.12.2017
[56] Quelle, PKV Verband, (Niedrigzinsphase)
[57] Vgl. Bafin, (Lage der Versicherer), Zugriff am 18.12.2017
[58] Vgl. Welt am Sonntag (Prämienschock), S.49f.

deutlich höhere Zinsen gab. Durch die Niedrigzinspolitik sind heute bei jeder neuen Geldanlage die Erträge geringer. Somit fällt auch die Durchschnittsverzinsung niedriger aus.[59]

Somit ist festzustellen, dass die Niedrigzinspolitik in einem unmittelbaren Zusammenhang mit den sinkenden Nettorenditen auf Kapitalanlagen der PKV-Unternehmen steht.

5. Fazit

Die Finanzmarktkrise und die damit in Zusammenhang zu bringende Niedrigzinspolitik hat dazu geführt, dass viele PKV-Unternehmen Probleme bekommen werden. Anders als die GKV, ist die PKV aufgrund des Äquivalanzprinzip vom Kapitalmarkt abhängig. Da auch in naher Zukunft von keiner Leitzinserhöhung der EZB auszugehen ist, werden die Kapitalmarktrenditen weiterhin zurückgehen. Dieses geschieht auch, da in der Zukunft, die in der Vergangenheit hochverzinslichen Anleihen auslaufen und Anleihen zu einem niedrigeren Zinssatz von PKV-Unternehmen gekauft werden müssen. Dadurch werden die Kapitalmarktrenditen weiterhin fallen, wodurch der Rechnungszins weiterhin gesenkt werden muss. Da der Rechnungszins zur Rückstellung der Alterungsrückstellungen dient, werden die Beiträge weiterhin steigen.

Steigende Beiträge belasten das Image der PKV. So werden sich in Zukunft viele tendenzielle Neumitglieder die Frage stellen, ob ein PKV-Unternehmen eine Alternative zur GKV darstellt. Hinzu kommen immer wieder politische Aussagen, die für eine Abschaffung der PKV hin zu einer Bürgerversicherung sind. Dieses führt zumindest zu Unsicherheiten hinsichtlich der Wahl des Versicherungssystems. Es ist daher davon auszugehen, dass viele Personen trotz Möglichkeiten in die PKV zu wechseln, sich für die GKV entscheiden werden. Dieses wird zu einem Mitgliederschwund in der PKV führen, wodurch die wichtige Mischung zwischen Jung und Alt gefährdet sein wird.

Eine veränderte Kapitalanlagestrategie wird als Gegensteuerungsmaßnahme für die PKV nicht ausreichend sein. Weitere Maßnahmen, wie die Nutzung des digitalen Vorschritts oder Kostensenkungsmaßnahmen wie Personalabbau müssen in Betracht gezogen werden. Eine weitere Möglichkeit ist außerdem das Zusammenschließen/Fusionieren von PKV-Unternehmen, damit Kosten gesenkt werden können, wie es bei Banken bereits in der Vergangenheit geschehen ist. Aber auch die Verschwiegenheitspflicht, hinsichtlich des aktuariellen Unternehmenszins zu mehr Transparenz, sollte aufgehoben werden, um den Wettbewerb zu stärken.

---

[59] Vgl. PKV, (Niedrigzinsphase), Zugriff am 29.12.2017

Profiteur der Niedrigzinspolitik ist eindeutig die GKV. Diese ist von der Finanzlage an den Kapitalmärkten aufgrund des Umlageverfahren nicht so stark betroffen. Außerdem herrscht keine politische Diskussion über die Abschaffung des Solidaritätsprinzips. Es ist somit zu erwarten, dass die Mitgliederzahlen innerhalb der nächsten Jahre steigen werden.

Quellenverzeichnis

Bach, P., Moser H., (Krankenversicherung), Private Krankenversicherung, Kommentar zu den MB/KK-und MB/KT, 5., völlig neu bearbeitete Auflage, München, 2015

Becker, T., (Mathematik der PKV), Mathematik der Privaten Krankenversicherung, Wiesbaden, 2017

BaFin, (Lagebericht), Lage der Versicherer, https://www.bafin.de/DE/PublikationenDaten/Jahresbericht/Jahresbericht2016/Kapitel4/Kapit el4_2/Kapitel4_2_4/kapitel4_2_4_node.html;jsessionid=D5DA8E806F4398633F069EA4557 CD70A.2_cid363#doc9141006bodyText2, Zugriff am 16.12.2017

BaFin (die 3 Säulen), Solvency II, https://www.bafin.de/DE/Aufsicht/VersichererPensionsfonds/Aufsichtsregime/SolvencyII/solv ency_II_node.html, Zugriff am 10.01.2018

Deutscher Bundestag, (Bürgerversicherung), Experten in der Frage eines Wechsels zur Bürgerversicherung gespalten, Zugriff am 10.01.2018

Deutsche Aktuarvereinigung, (Leitzinsentwicklung), Der aktuarielle Unternehmenszins in der privaten Krankenversicherung, https://aktuar.de/unsere-themen/fachgrundsaetze-oeffentlich/2012-07-02-AUZ_final.pdf, Zugriff am 20.12.2017

Derprivatpatient,(Höchstrechnungszins),https://www.derprivatpatient.de/glossar/ höchstrechnungszins, Zugriff am 15.12.2017

FAZ (Leitzins), http://www.faz.net/aktuell/finanzen/thema/leitzins, Zugriff am 20.12.2017

Focus Money, (Ende der PKV), SPD fordert das Ende der PKV! Die gravierenden Folgen der Bürgerversicherung, https://www.focus.de/finanzen/versicherungen/krankenversicherung/buergerversicherung-spd-fordert-das-ende-der-pkv_id_7918580.html, Zugriff am 10.01.2018

GDV/Die deutschen Versicherer, (Kapitalanforderung), Säule I: Kapitalanforderungen unter Solvency II, http://www.gdv.de/2015/07/solvency-ii-alle-risiken-im-blick/, Zugriff am 10.01.2018

GDV/Die Deutschen Versicherer, (Solvenzkapital), Solvenzkapital im Fokus, http://www.gdv.de/2014/11/solvenzkapital-im-fokus/ 10.01.2018, Zugriff am 10.01.2018

Gerdesmeier, D., (Geldtheorie), Geldtheorie und Geldpolitik, Frankfurt am Main, 2010

Göddecke, M., (Suche nach Rendite), Kapitalanlagen: Versicherungsbranche auf der Suche nach Rendite, https://www.bafin.de/SharedDocs/Veroeffentlichungen/DE/Fachartikel/2017/fa_bj_1712_Kapi talanlagen.html, Zugriff am 23.12.2017

Graf von der Schulenburg, J., Lohse, U., (Versicherungsökonomie), Versicherungsökonomie – Ein Leitfaden für Studium und Praxis-, 2. Aufl., 2014

Gründel, H., Perlet, H., (Solvency II), Solvency II & Risikomanagement: Umbruch in der Versicherungswirtschaft, 2005

Hartmann-Wendels, T., Pfingsten A., Weber M., (Bankbetriebslehre), Bankbetriebs-lehre, 6., Aufl., o.O., 2014

Jacobs, K., Schulze, S., (Systemwettbewerb), Systemwettbewerb zwischen gesetzlicher und privater Krankenversicherung: Idealbild oder Schimäre?, Zugriff am 03.01.2018

Kunz, A. (Prämienschock 2017), Wie Privatversicherte den Prämienschock entkommen in der Welt am Sonntag, Nr. 45, 05.11.2017, S. 43

Nguyen, T., Romeike, F., (Alterungsrückstellungen), Versicherungswirtschaftslehre – Grundlage für Studium und Praxis, Wiesbaden, 2013

PKV Verband (Alterungsrückstellung), Warum bildet die PKV Alterungsrückstellungen?, https://www.pkv.de/themen/krankenversicherung/die-beitragskalkulation-in-der-pkv/warum-bilden-versicherte-in-der-pkv-alterungsrueckstellungen, Zugriff am 14.12.2017

PKV Verband, (Beitragsanpassung), Warum wird mein Beitrag plötzlich so stark erhöht?, https://www.pkv.de/themen/krankenversicherung/pkv-beitrag-2018/warum-wird-mein-beitrag-ploetzlich-so-stark-erhoeht, Zugriff am 19.12.2017

PKV Verband, (Niedrigzinsen), Welche Rolle spielen die Niedrigzinsen für meinen PKV-Beitrag ?,https://www.pkv.de/themen/krankenversicherung/pkv-beitrag-2018/warum-wird-mein-beitrag-ploetzlich-so-stark-erhoeht, Zugriff am 19.12.2017

PKV Verband, (Niedrigzinsphase), Die PKV in der Niedrigzinsphase,
https://www.pkv.de/service/broschueren/auf-einen-blick/die-pkv-in-der-
niedrigzinsphase.pdb.pdf. Zugriff am 29.12.2017

PVK (Zahlenbericht), Zahlenbericht der Privaten Krankenversicherung,
https://www.pkv.de/service/broschueren/daten-und-zahlen/zahlenbericht-2015.pdb.pdf
Zugriff am 10.01.2018

PKV-Wiki, (Solvabilität), Solvabilität 2016 der PKV-Versicherer,
https://www.pkv.wiki/cms/pkv/info/zahlen-und-fakten/scr/solvenzquote-2016-der-pkv-
unternehmen, Zugriff am 10.01.2018

Ruckriegel, K., (Notenbanken), Das Verhalten der EZB während der Finanzmarktkrisen,
https://link.springer.com/article/10.1007/s10273-011-1190-1, Zugriff am 20.12.2017

Schmitt, T., (Zinsen), Was Ihnen der Vertreter nicht sagt,
http://www.handelsblatt.com/finanzen/vorsorge/versicherung/private-krankenversicherung-
was-ihnen-der-vertreter-nicht-sagt/7754958.html, Zugriff am 20.12.2017

Schmitt, T., (Zinsfalle), Privatpatienten tappen in die Zinsfalle,
http://www.handelsblatt.com/finanzen/vorsorge/versicherung/krankenversicherung-
privatpatienten-tappen-in-die-zinsfalle/8358336.html, Zugriff am 17.12.2017

Schuler, K., Steffen. T., Albrecht F., (Koalitionsverhandlungen), Große Koalition – Was ist
besonders strittig- http://www.zeit.de/politik/deutschland/2017-12/grosse-koalition-
regierungsbildung-gemeinsamkeiten-spd-cdu-csu, Zugriff am 11.01.2018

Solvency II Kompakt, (Bewertung in der PKV), Inflationsneutrale Bewertung in der
Krankenversicherung, http://www.solvency-ii-kompakt.de/content/inflationsneutrale-
bewertung-der-krankenversicherung, Zugriff am 10.01.2018

Szent-Ivanyi, T., (Bürgerversicherung), Keine Zwei-Klassengesellschaft mehr,
http://www.fr.de/politik/meinung/leitartikel/buergerversicherung-keine-zwei-
klassengesellschaft-mehr-a-1413222,0, Zugriff am 02.01.2018

Wagner,F., (Versicherungslexikon), Gabler Versicherungslexikon, Wiesbaden, 2011

Wenninger, C., (Marktrisiken), Markt- und Kreditrisiken für Versicherungsunternehmen, Augsburg, 2004

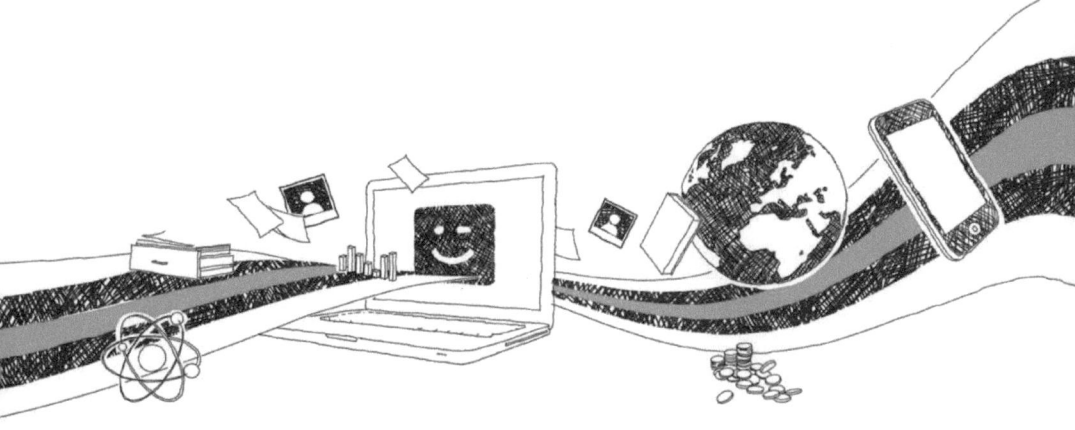
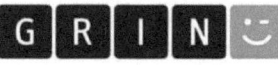